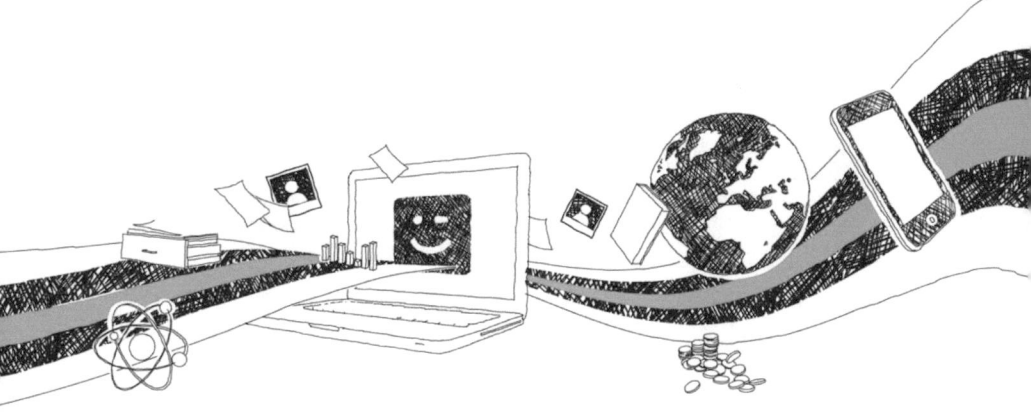
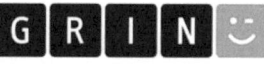

Bibliografische Information der Deutschen Nationalbibliothek:

Die Deutsche Bibliothek verzeichnet diese Publikation in der Deutschen National-bibliografie; detaillierte bibliografische Daten sind im Internet über http://dnb.d-nb.de/ abrufbar.

Impressum:

Copyright © 2001 GRIN Verlag
Druck und Bindung: Books on Demand GmbH, Norderstedt Germany
ISBN: 9783640157051

Dieses Buch bei GRIN:

https://www.grin.com/document/16184

Reinhold Ballmann

Selbsthilfe - eine Ressource im Gesundheitswesen?

GRIN Verlag

Universität Bielefeld
Fakultät für Gesundheitswissenschaften
Weiterbildendes Fernstudium

Essay

**Im Bundestag findet eine Anhörung zum Thema „Selbsthilfe – eine Ressource im Gesundheitswesen?" statt.
Als Vertreter einer politischen Partei werden Sie aufgefordert, zu dieser Frage schriftlich Stellung zu nehmen**

Bitte berücksichtigen Sie bei Ihrer schriftlichen Ausarbeitung aktuelle Daten zur Selbsthilfeorganisation und –bewegung sowie zur ökonomischen Entwicklung des deutschen Gesundheitswesens.

Reinhold Ballmann

Inhaltsverzeichnis

1 Definition der Selbsthilfe

Selbsthilfegruppen sind freiwillige, meist lose Zusammenschlüsse von Menschen, deren Ak-tivitäten sich auf die gemeinsame Bewältigung von Krankheiten, psychischen oder sozialen Problemen richten, von denen sie – entweder selbst oder als Angehörige – betroffen sind. Sie wollen mit ihrer Arbeit keinen Gewinn erwirtschaften. Ihr Ziel ist eine positive Verände-rung ihrer persönlichen Lebensumstände und häufig auch ein Einwirken auf ihr soziales und politisches Umfeld. Die Ziele von Selbsthilfegruppen sind vor allem auf ihre Mitglieder gerich-tet und nicht auf Aussenstehende; darin unterscheiden sie sich von anderen Formen des Bürgerengagements. Selbsthilfegruppen werden nicht von professionellen Helfern geleitet; manche ziehen jedoch gelegentlich Experten zu bestimmten Fragestellungen hinzu.[1]

Selbsthilfe – definiert als gesundheitsbezogenes Laienhandeln – ist in der gesundheitlichen Versorgung keine Besonderheit. Sie wird als selbstverständliche Eigenleistung bei der Krankheitsbewältigung und in der Gesunderhaltung vorausgesetzt: bei der Auswahl und In-anspruchnahme professioneller Dienste, der Befolgung therapeutischer Anweisungen, der Behandlung geringfügiger Gesundheitsbeeinträchtigungen und Befindlichkeitsstörungen oder bei der dauerhaften und intensiven Betreuung kranker Menschen. Erst durch den Zusam-menschluß von Menschen außerhalb des Kontextes familiärer, ehrenamtlicher oder profes-sioneller Hilfeleistungen zu Selbsthilfegruppen und Selbsthilfeorganisationen ist Selbsthilfe zu einer neuen Form der Krankheitsbewältigung beziehungsweise Gesundheitssicherung ge-worden.[2]

Bereits seit Jahrhunderten schliessen sich Menschen zusammen, um gemeinsam Schwierig-keiten oder Probleme aus eigener Kraft zu lösen und Themen zu bearbeiten, die so nicht vom professionellen Hilfesystem behandelt werden. Ein solcher Zusammenschluss kann auch als Countervailing Power zum Expertensystem verstanden werden.

---

[1] Matzat, J.: „Wegweiser Selbsthilfegruppen", Gießen, 1997
[2] Ministerium für Arbeit, Gesundheit und Soziales des Landes Nordrhein-Westfalen: „Gesundheitsreport Nord-rhein-Westfalen 1990"

2 Selbsthilfe als Ressource im Gesundheitswesen

2.1 Psychosoziale Sichtweise

Die Mehrzahl aller Gesundheitsstörungen wird im primären Hilfesystem im Rahmen privaten Hilfehandelns (zum Beispiel Familie und Nachbarschaft) und ohne Inanspruchnahme professioneller Hilfe (sekundäres Hilfesystem) gelöst.[3]

Die Familie und das enge soziale Netzwerk sind idealiter ein soziales Gefüge, in dem in ho-hem Maße emotionale Unterstützung erlebt und Gefühle des Eingebundenseins und Geliebt-werdens vermittelt werden. Emotionale Unterstützung wirkt nicht nur als Puffer bei Belastun-gen und in Krisensituationen, sondern übt zugleich einen direkten Einfluss auf das Wohlbe-finden aus.[4]

Sowohl die demographische Entwicklung als auch die stetigen Zunahme von Single-Haus-halten zeigt, dass ein erheblicher Anteil der Bevölkerung auf das primäre System der Familie nicht unmittelbar oder gar nicht mehr zurückgreifen kann.

Diese Aufgaben, die bislang überwiegend im primären Hilfesystem erbracht werden, fallen immer öfter der Selbsthilfe zu, die durch unmittelbare, persönliche Hilfe gekennzeichnet ist. Sie ist für die Krankheitsbewältigung (erfolgreiches Coping), der Einhaltung von Therapien (Com-pliance), aber auch zum Schutz gegen Erkrankungen (salutogenetische Funktion) von großer Be-deutung. Seit Ende der 70er Jahre hat sich eine Form der Selbsthilfe entwickelt, deren Cha-rakteristikum kleine, informelle Gruppen von ca. fünf bis zehn Personen sind: Selbsthilfe-gruppen. Sie erweitern das Selbsthilfe-Spektrum und reagieren auf aktuelle gesellschaftliche Defizite und Entwicklungen.

Selbsthilfegruppen

- ersetzen verlorene soziale Netze,
- geben Schutz gegen soziale Isolation und seelische Vereinsamung;

---

[3] Klein-Lange, M.: „Krankenversorgung", München-Wien-Baltimore, 1998
[4] Kollip, P.: „Familie und Gesundheit", Weinheim-München,

- ergänzen professionelle Hilfesysteme; persönliche und soziale Belastungen, die mit chroni-schen Erkrankungen und Behinderungen verbunden sind, werden bearbeitet;
- regulieren professionelle Klientelisierungstendenzen.

Ihre Mitglieder festigen und erweitern ihre persönlichen Kompetenzen (Empowerment). Die Wir-kungen von Selbsthilfegruppen werden in Forschungsergebnissen und Erfahrungsberichten beschrieben: Mitglieder von Selbsthilfegruppen leiden seltener unter Depressionen und see-lisch bedingten körperlichen Beschwerden als andere Menschen in vergleichbaren Situatio-nen. Die Gruppenarbeit stabilisiert medizinische Behandlungserfolge, steigert die persönliche Autonomie und das Selbstbewußtsein und verbessert die soziale Kontaktfähigkeit. Die Er-gebnisse der Selbsthilfegruppenarbeit sind nur in Gruppen möglich, deren Mitglieder selb-ständig, selbstbestimmt, freiwillig und gleichberechtigt arbeiten. [5]

Wissenschaftliche Studien haben ergeben, dass immer wieder drei psychosoziale Ressour-cen neben materieller und medizinischer Versorgung sowie sozialer Unterstützung für eine erfolgreiche Bewältigung verantwortlich sind: Transparenz, Aktivierung und Partizipation. Die Selbsthilfe, als Laienhilfe oder in der Selbsthilfegruppe, trägt dazu bei, dass sich die genann-ten Ressourcen entwickeln. Je mehr ein Mensch über die drei genannten Ressourcen ver-fügt, desto stärker hat er das Gefühl, dass er sich in einer verstehbaren und beeinflußbaren Welt bewegt und er selbstgesteckte Ziele erreichen kann. Diesem Welterleben (Kohärenzsinn) wird eine gesundheitsstiftende Wirkung zugesprochen und zwar nicht nur auf eine Krankheit bezogen, sondern auch als unspezifische Schutzfaktor. [6]

Krankheitsbewältigung ist demnach nicht nur von der Größe der Belastungen und Zumutun-gen oder dem Schweregrad der Krankheiten abhängig, sondern auch von der Stärke der Be-wältigungsressourcen der Betroffenen. [7]

---

[5] Moos-Hofius, B. / Hilbert, P. : „Der Selbsthilfe nutzen", S. 8 und 9)
[6] Bengel, J. / Strittmatter, R. / Willmann, H.: „Was erhält Menschen gesund?", S. 24-30
[7] Rosenbrock, R.: „Stärkung der Selbsthilfe in der Gesundheitsreform 2000", S. 18-29

2.2   Medizinische Sichtweise

Die Medizin kennt derzeit über 30.000 Krankheiten und Syndrome, wobei es sich bei Syndro-men um Symptom- beziehungsweise Befundkomplexe handelt, für die eine definierte Ursa-che (noch) nicht bekannt ist beziehungsweise die mehrere Ursachen haben können. [8]

Ein eher mechanistisches Gesundheits- und Krankheitsverständnis ist nicht ausreichend, um die Entstehung von Erkrankungen zu identifizieren und zu therapieren. Der Wandel in der Vorherrschaft von Infektionskrankheiten zu chronischen Erkrankungen bedarf eines Paradig-menwechsels von Behandlungsstrategien.

Der jeweilige erreichte Gesundheitszustand eines Einzelnen oder der von Bevölkerungsgrup-pen ist durch unterschiedliche Anteile bestimmt, die jedoch nur gemeinsam verbunden ein Maximum an Gesundheit produzieren: durch nichtprofessionelle Ressourcen (Selbstheilung, Selbsthilfe, gesundheitliche Lebensweise - Lifestyle, Selbstorganisation), durch professionelle Leistungen der Gesundheitssicherung und der Krankheitsbewältigung. [9]

Die Selbsthilfe hat bei der Bewältigung psychosozialer Krankheitsfolgen und der sozialen Rehabilitation einen erheblichen Anteil geleistet. In puncto Patientenorientierung zeigt sie medizinische Versorgungslücken sowohl ideeller als auch struktureller Art auf und trägt mit ihrer praktischen Medizinkritik zur Weiterentwicklung des Gesundheitssystems bei. Bei der in die Fläche getragenen Aufklärung und Beratung über Krankheiten und Behinderungen hat sie wichtige zielorientierte Arbeit geleistet.

Sowohl die Gruppendynamik als auch die psychologische Unterstützung in der Selbsthilfe-gruppe machen die Patienten viel selbstbewusster. In Studien hat sich gezeigt, das geschul-te und informierte Patienten besser versorgt sind, sie nehmen Hilfen früher in Anspruch als nicht geschulte, die Bereitschaft zur aktive Mitwirkung bei der Therapie ist größer. Ganz all-gemein zeigen geschulte Patienten an

[8] Schwartz, F.W.: „Das Public Health Buch", München-Wien-Baltimore, 1998
[9] Ferber, Chr. V.: „Neue Herausforderungen an das Gesundheitswesen", Bielefeld – Magdeburg, 2000

angemesseneres Krankheitsverhalten, ihre Arztbe-suche beim Facharzt sind effektiver. Diese Patienten sparen den Kassen Geld. Dies haben zumindest die Krankenkassen in Berlin erkannt und finanzieren einen Teil der Schulungen. [10]

Letztendlich ist der informierte Betroffene als wichtigste Ressource im Kampf gegen Unwis-senheit, Qualitätsmängel und Verschwendung im Gesundheitswesen anzusehen. [11]

2.3 Ökonomische Sichtweise

Unter ökonomischen Aspekten kann man davon ausgehen, das Investitionen im Selbsthilfe-Bereich besonders hohe Erträge abwerfen. Mit vergleichsweise minimalen Beträgen lassen sich die Arbeitsbedingungen von Selbsthilfegruppen ganz wesentlich verbessern, da die Be-troffenen selber dann umfangreiche gesundheitsfördernde, soziale und beraterische Leistun-gen zum Nulltarif erbringen. Vergleichbare professionelle Angebote wären um ein Vielfaches teurer. Eine entsprechende Studie mit Münchner Selbsthilfegruppen hat beispielsweise erge-ben, dass die von ihnen geleistete Arbeit im Durchschnitt etwa den dreifachen Wert jener Summe hatte, mit der die Gruppen von Seiten der Stadt München gefördert worden waren. [12]

Während in einigen Gruppen das Patient-Sein und Coping-Strategien für ein Leiden im Vor-dergrund stehen, legen andere ihre Schwerpunkte auf die Vermittlung von Kontakten zwi-schen Betroffenen, Leistungsanbietern, Behörden oder auf politische Einflussnahme auf das Gesundheitssystem. Damit übernehmen Selbsthilfegruppen häufig auch die Agentenrolle und stärken die Patient/-innen in der Rolle als Marktpartner. [13]

Die Begleitforschung zu den Modellprogrammen des Bundes kommt bezüglich der volkswirt-schaftlichen Wertschöpfung durch Selbsthilfegruppen zu folgendem Ergebnis:

---

[10] http://www.bmgesundheit.de/themen/selbst/recht/s-schul.htm
[11] Deutsche Gesellschaft für Public Health e.V. (Hg.), Zeitschrift „Forum Public Health", Nr. 26, 10/99, S. 10
[12] Matzat, J.:"Wegweiser Selbsthilfegruppen", Giessen, 1997
[13] Güntert, B.: „Patientenvertretung in Deutschland – eine kritische Analyse aus ökonomischer Sicht", S. 167-180

Selbsthilfegruppe und -initiativen tragen durch das zeitliche Engagement ihrer Mitglieder zur Steigerung des Gemeinwohls bei. Es ist davon auszugehen, dass sich 2,65 Millionen Bürger in der Selbsthilfe engagieren. Nach der Selbsthilfegruppen-Befragung engagiert sich ein Gruppenmitglied durchschnittlich sechs Stunden im Monat. Alle in Selbsthilfe engagierten Bürgerinnen und Bürger in Deutschland investieren Monat für Monat 15,9 Millionen Stunden in die Selbsthilfe.15,9 Millionen Stunden entsprechend der monatliche Arbeitszeit von 99.400 Erwerbstätigen. Diese Vergleichsrechnung verdeutlicht den zeitlichen Einsatz der in der Selbsthilfe Engagierten. Hochgerechnet auf ein Jahr umfasst das zeitliche Engagement der in Selbsthilfe Tätigen 191 Millionen Stunden. [14]

Legt man nur einen durchschnittlichen Nettolohn von DM 23,-- (1992 nach Angaben des Statisti-schen Bundesamtes) zugrunde, so ergibt die Schätzung einen volkswirtschaftlichen Beitrag der Selbsthilfegruppen und -initiativen von jährlich DM 4,4 Milliarden. [15]

3 Aktuelle Daten der Selbsthilfeorganisation und Selbsthilfebewegung

Selbsthilfegruppen:
Nach neuesten Angaben (telefonisch von NAKOS eingeholt) gibt es in Deutschland ca. 100.000 Selbsthilfegruppen mit ca. 3 Millionen Mitgliedern, was in etwa vier Prozent der erwachsenen Bevölkerung in Deutschland entspricht. Die Tendenz sowohl der Mitgliederzahlen der einzel-nen Gruppen als auch die Anzahl der Gruppen ist steigend.

Selbsthilfekontaktstellen und Selbsthilfeorganisationen:
Die Selbsthilfegruppen werden unterstützt, beraten, initiiert, qualifiziert und politisch vertreten durch ca. 260 problem- und indikationsübergreifende Selbsthilfe-Unterstützungsstellen auf lokaler, regionaler, Landes- und Bundesebene, sowie

---

[14] Ferber, Chr. V.: „Neue Herausforderungen an das Gesundheitswesen", Bielefeld-Magdeburg, 2000
[15] Ferber, Chr. V.: „Neue Herausforderungen an das Gesundheitswesen", Bielefeld-Magdeburg, 2000

durch ungefähr ebenso viele krank-heits- bzw. problemspezifische Bundes- und Landesverbände. [16]

Selbsthilfekontaktstellen sind notwendige und wirksame Einrichtungen, die die Bildung von Selbsthilfegruppen und deren Arbeit unterstützen. Sie gehen auf einen Vorschlag der WHO zurück. Selbsthilfeorganisationen vertreten die spezifischen Bedürfnisse der Mitglieder in der Gesundheits- und Sozialpolitik. [17]

4 Ökonomische Entwicklungen im deutschen Gesundheitswesen

Drei Faktoren stehen im Vordergrund der Diskussionen über die absehbare Entwicklung: Der medizinische und medizinisch-technischer Fortschritt, die demographische Komponente so-wie die steigenden Angebotskapazitäten.

Die medizinische Entwicklung, die pharmazeutische Forschung und die Medizintechnologie erweitern die diagnostischen und therapeutischen Möglichkeiten und damit das Behand-lungsspektrum erheblich. Wegen der bereits erreichten Senkung der Mortalität im Alter ist zukünftig weniger eine Verringerung in der Sterblichkeit als vielmehr eine Steigerung der Qualität der Lebensjahre zu erwarten. Ferner ist auf die außerordentlichen Fortschritte in der Diagnostik zu verweisen. Dieser Fortschritt hat seinen Preis und führt zu höheren Gesund-heitsausgaben, wenn Kosteneinsparungen, wie sie in anderen Dienstleistungsbereichen im Falle des technischen Fortschritts üblich sind, im Gesundheitswesen unterbleiben.

Die demographische Entwicklung ist durch die absehbare Überalterung gekennzeichnet. Tendenziell ist von einer Verschlechterung des Gesundheitsstandes der Bevölkerung aus-zugehen, die sich aus der Altersabhängigkeit, der Erkrankungshäufigkeit und der Krankheits-struktur ergibt. Geriatrie und Gerontologie rücken in den Vordergrund, Betreuung und Pflege alter Menschen sind vermehrt bereitzustellen. Die finanzielle Sicherung des Pflegerisikos und die Versorgung

---

[16] Rosenbrock, R.: „Stärkung der Selbsthilfe in der Gesundheitsreform 2000", NAKOS Extra 29, S. 18-29, 1999
[17] Ferber, Chr. V.: „Neue Herausforderungen an das Gesundheitswesen", Bielefeld-Magdeburg, 2000

pflegebedürftiger Menschen zählen auch weiterhin zu den sozial- und finanzpolitischen Herausforderungen der kommenden Jahre.

Schließlich wird die Angebotsentwicklung im Gesundheitswesen als besorgniserregend an-gesehen. Im Gefolge zunehmender Arztzahlen ist zu erwarten, dass die von ihnen veran-lassten Gesundheitsleistungen ansteigen werden. Von erheblichem Einfluss auf die Ausga-benentwicklung ist auch die Bettendichte. Entsprechende Entwicklungen im Angebot anderer Leistungssektoren, wie im Bereich der Versorgung mit Arznei-, Heil- und Hilfsmitteln, kom-men hinzu und rufen ähnliche Probleme hervor.

Die Kenntnis der verschiedenen Ursachen für die Ausgaben Expansion ist Voraussetzung für die Prognose des zukünftigen Verlaufs der Gesundheitsausgaben. [18]

5 Schlussbemerkungen

Das deutsche Gesundheitswesen ist bislang hauptsächlich auf Leistungserbringer und Ko-stenträger ausgerichtet. Patientinnen und Patienten tauchen meist als Objekte der Fürsorge auf. Eine stärkere Umorientierung auf die Versicherten und Patienten ist gefragt. Dies ist auch eine Voraussetzung dafür, dass Versicherte und Patienten mehr Selbstverantwortung für Gesundheit und Krankheit übernehmen. Nur informierte und aufgeklärte Versicherte und Patienten können ihre Gesundheit fördern und sind in der Lage, die Einrichtungen des Ge-sundheitssystems wirtschaftlich sinnvoll zu nutzen und zum Erfolg einer Behandlung beizu-tragen. [19]

Selbsthilfe leistet einen entscheidenden Beitrag zur Verbesserung der Lebensqualität von Kranken und behinderten Menschen. Erfahrungsaustausch, gegenseitige Unterstützung und umfassende Information verhelfen Betroffenen zu einer besseren individuellen Krankheitsbe-wältigung. Immer mehr chronisch Kranke und behinderte Menschen wehren sich zudem da-gegen, als Objekte eines professionellen Versorgungssystem betrachtet zu werden, dessen Repräsentanten über ihre Köpfe

---

[18] Adam, H. , Henke, K.-D.: „Gesundheitsökonomie", Weinheim-München, 1998
[19] http://www.bmgesundheit.de/themen/selbst/recht/g-prect.htm

hinweg bestimmen dürfen, was zu geschehen hat. Sie stel-len zunehmend die berechtigte Forderung, als Experte in eigener Sache in die Planung und Durchführung aller sie betreffenden Maßnahmen einbezogen zu werden. Die Selbsthilfe ist insoweit Plattform für eine stärkere Demokratisierung der bestehenden Strukturen im Ge-sundheitsbereich. Selbsthilfegruppen und Organisationen geben aber auch wichtige Hinwie-se auf Lücken und notwendige Verbesserungen der medizinischen Versorgung. Sie tragen damit erheblich zur Weiterentwicklung unseres Gesundheitssystems bei. [20]

Selbsthilfe ist eine Ressource jedes Gesundheitswesens. Sie wird aus ökonomischer Sicht immer bedeutungsvoller und somit zum Gegenstand der Gesundheits- und Sozialpolitik in der Pflege, der Rehabilitation und der Gesundheitsförderung. [21]

Selbsthilfe trägt entscheidend dazu bei, das Ziel einer ganzheitlichen Versorgung zu errei-chen. Dabei muss sie das professionelle Versorgungssystem ergänzen. [22]

Medizinische Versorgung ist ganzheitlich zu gestalten, wobei die Anpassung der Arztausbil-dung an das veränderte Krankheitsspektrum eine der wichtigsten Aufgaben ist. Behandlungserfolge sind nur dann optimierbar, wenn die Laienkompetenz mit eingebunden und akzeptiert wird. Eine Reglementierung durch den Gesetzgeber, dass bei bestimmten Gesundheitsstörungen zwingend die Selbsthilfe anzugehen ist, wäre fatale. Gerieten darauf-hin alle Behandlungen in das professionelle System und nicht wie bisher nur ein Drittel, wur-de das Gesundheitswesen in existentielle finanzielle Schwierigkeiten geraten.

Letztendlich ist es eine politische Aufgabe, der Selbsthilfe zu Ihrem angemessenen gesellschaftlichen Stellenwert zu verhelfen.

---

[20] http://www.bmgesundheit.de/themen/selbst/recht/g-selbst.htm
[21] Ferber, Chr. V.: „Neue Herausforderungen an das Gesundheitswesen", Bielefeld-Magdeburg, 2000
[22] Gesundheitsbericht für Deutschland 1998, Kapitel 6.4 Laien- und Selbsthilfe

6   Literaturverzeichnis

Adam, H. / Henke, K.-D. : „Gesundheitsökonomie". In: Hurrelmann, / K., Laaser / U. (Hg.): Handbuch Gesundheitswissenschaften, Weinheim-München, Juventa Verlag, 1998

Bengel, J. / Strittmatter, R. / Willmann, H. : „Was erhält Menschen gesund? Antonovsky Modell der Salutogenese – Diskussionsstand und Stellenwert", Forschung und Praxis der Gesundheitsförderung, 1998, Band 6, S. 24-30

Braun / Kettler / Becker: 1997, S. 282, zitiert nach: Ferber, Ch. V., (2000) „Neue Heraus-forderungen an das Gesundheitswesen", 8. Studientext des Weiterbildenden Fernstudiums Angewandte Gesundheitswissenschaften, Bielefeld - Magdeburg.

Deutsche Gesellschaft für Public Health e.V. (Hg.): Zeitschrift „Forum Public Health", Nr. 26, 10/1999, S. 10

Ferber, Ch. V.: „Neue Herausforderungen an das Gesundheitswesen", 8. Studientext des Weiterbildenden Fernstudiums Angewandte Gesundheitswissenschaften, Bielefeld – Magde-burg, 2000

Gesundheitsbericht für Deutschland 1998: Kapitel 6.4: „Laien- und Selbsthilfe"

Güntert, B. : „Patientenvertretung in Deutschland – eine kritische Analyse aus ökonomischer Sicht", Forschung und Praxis der Gesundheitsförderung, 1999, Band 10, S. 167-180

http://www.bmgesundheit.de/themen/selbst/recht/g-prect.htm

http://www.bmgesundheit.de/themen/selbst/recht/g-selbst.htm

http://www.bmgesundheit.de/themen/selbst/recht/g-selbst.htm

http://www.bmgesundheit.de/themen/selbst/recht/s-schul.htm

Matzat, J. : „Wegweiser Selbsthilfegruppen", Giessen, Psychosozial-Verlag, 1997

Moos-Hofius, B. / Hilbert, P. : „Der Selbsthilfe nutzen, Auszug aus dem Bericht zur Seminarreihe", Paritätisches Bildungswerk, 1990, S. 8 und 9

Rosenbrock, R. : „Stärkung der Selbsthilfe in der Gesundheitsreform 2000", NAKOS Extra 29, 1999, S. 18-29

Schwartz, F.W. : „Das Public Health Buch", München-Wien-Baltimore, Verlag Urban und Schwarzenberg, 1998

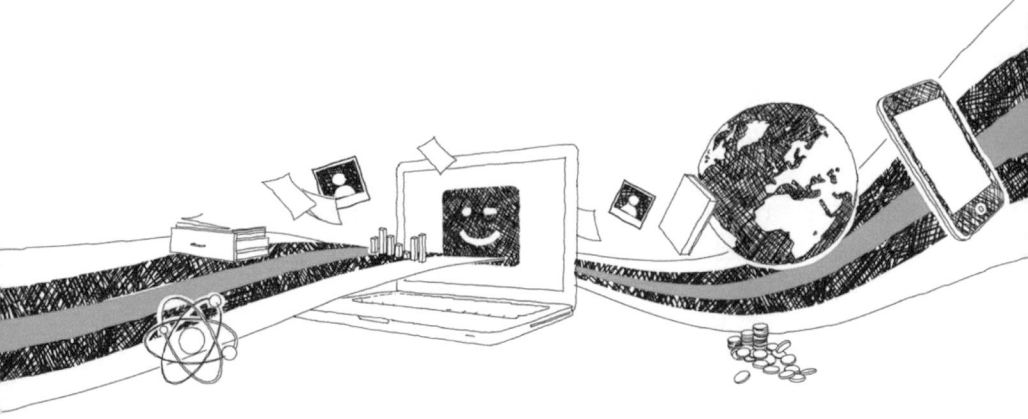
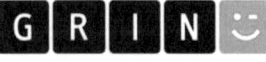